Die
Cholera zu Wien.

Ein Sendschreiben

des

K. K. Rathes Dr. J. A. Edlen v. Reider,

pract. Arztes zu Wien &c.

an

C. F. v. Gräfe.

Aus dem XVI. Bde. 3ten Hefte v. Gräfe's u. v. Walther's Journ. f. Chirurgie und Augenheilkunde besonders abgedruckt.

Berlin,
bei G. Reimer.
1831.

Wien d. 12. Septbr. 1831 *).

Vor einiger Zeit kam mir in Ihrem lehrreichen Journal jener Theil meines Briefes vom 1. Februar an Sie zu Gesicht, welcher sich auf die Cholera bezieht. — Jene kurzen aller Gründe ermangelnden Behauptungen, die nicht für Druck und Bekanntmachung berechnet, und nur zur Ausfüllung einer Quartseite meines damaligen kurzen Schreibens bestimmt waren, haben nun wohl keinen andern Werth, als jenen, welchen Sie ihnen durch die Einrückung in Ihre geschätzte Zeitschrift zu geben beliebten.

Längst hätte ich den Uebelstand so mangelhafter Aeusserungen über einen so wichtigen Gegenstand in einer so gehalt- und werthvollen Schrift durch einen gründlicheren Aufsatz zu verbessern gesucht, wenn ich nicht erst meine frühere Ansicht und Ueberzeugung durch neue Erfahrungen in der gegenwärtig einen grossen Theil Europa's verheerenden Seuche

*) Ich beeile mich, diese wichtigen Nachrichten eines unserer vorzüglichsten Aerzte, der das gelbe Fieber und die Cholera in den verschiedensten Formen lange Jahre beobachtete, und welcher sich durch sein vortreffliches Werk über die epidemischen Sumffieber (Leipz. 1829) bleibende Verdienste erwarb, ohne Verzug mitzutheilen.

C. F. v. Gräfe.

vorher zu bestätigen gewünscht hätte, ehe ich etwas durch die Presse bekannt mache.

Dass ich hierzu im Laufe des gegenwärtigen Jahres Gelegenheit finden würde, war ich so ziemlich gewiss. Der Gang und Character unserer gewöhnlichen Krankheiten hier, und der ganze Genius der herrschenden Krankheitsconstitution war von der Art, dass wir die Entwicklung dieser, so grossen Schrecken verbreitenden Seuche oder Krankheitsform, mit grosser Wahrscheinlichkeit erwarten mussten.

In hiesiger Stadt sahen wir die Cholera allmählig und stufenweise sich entwickeln und keinem auch nur etwas aufmerksamen Arzte konnte diese langsame Ausbildung des Uebels aus epidemischen Einflüssen entschlüpfen. Wir sahen die Entwickelung dieser Seuche hier in so langsamer und allmähliger Fortschreitung, dass für vorurtheilsfreie Männer jede Täuschung aufhört und schon jetzt viele meiner hiesigen Collegen, welche noch vor einiger Zeit der Möglichkeit der Verbreitung und Verschleppung des Uebels durch ein Contagium Raum gaben, oder gar seine Erscheinung in unserer Mitte nur auf diesem Wege für wahrscheinlich und thunlich hielten, von dieser Ansicht zum grossen Theile zurückgekommen sind und höchstens noch die aber ebenfalls irrige Meinung festhalten, dass diese ursprünglich nicht ansteckende Krankheit vielleicht im weiteren Verlauf, in den spätern Stadien, unter sichern nachtheiligen Umständen und Verhältnissen eine solche contagiöse Eigenschaft erlangen könne. Obgleich es allerdings auch hier noch einige hartnäckige Männer giebt, die ihre schon früher voreilig ausgesprochene Meinung der Contagiosität der Krankheit noch zu vertheidigen suchen, aber mit so schwachen Gründen, dass sie keiner Widerlegung werth sind; dies um so mehr, da keine Verschiedenheit zwischen dieser epidemischen und der sporadischen Cholera nachzuweisen möglich ist, wenn nicht in Hinsicht des Grades der Heftigkeit des Uebels, der dann wirklich sehr mannigfaltige Abstufungen bei den einzelnen Kranken zeigt.

Schon seit mehreren Jahren beobachteten wir hier, wie fast in ganz Deutschland, einen anfangs langsam heranschleichenden und sich immer mehr ausbildenden, mit den vorhergegangenen 12 — 15 Jahren sehr veränderten allgemeinen Krankheits-Charakter; ein allmähliges Uebertreten des früher so grell vorwaltenden rein entzündlichen Charakters (Sthenie, arterielle Thätigkeit), in den diesem entgegengesetzten, sogenannten nervösen Charakter (Asthenie, vorherrschende venöse Thätigkeit); weniger und minder heftige rein entzündliche Krankheiten, welche weder so allgemeine, noch so grosse Blutentziehungen wie früher erforderten; Wechselfieber in grösserer Menge, hartnäckiger und häufiger von Rückfällen begleitet, gastrische, rheumatische, arthritische Leiden häufig, oft hartnäckig ohne starke vorherrschende arterielle Thätigkeit, was sich auch bei andern Uebeln im Vergleich zu den früheren Jahren deutlich aussprach. Merkwürdig ist, dass man diesen veränderten allgemeinen Krankheits-Genius von Osten nach Westen vorgerückt, beobachtet zu haben glaubt; früher in Gallizien, Ungarn und den östlich angrenzenden Ländern, später hier, und als hier dieser von den hiesigen Aerzten beobachtet und anerkannt war, schienen die Krankheiten in Baiern, im westlichen Deutschland und Frankreich noch grosse und häufige Blutentziehungen zu erfordern, bis erst später auch dort diese veränderte allgemeine Krankheitsconstitution sich deutlich aussprach und anerkannt wurde. Die intermittirenden und remittirenden Fieber nahmen von diesem Zeitpunkte an fast über ganz Europa bedeutend zu, sowohl an Frequenz und Hartnäckigkeit, als Häufigkeit der Rückfälle; im verflossenem Spätsommer und Herbst zeigten sich noch viele biliöse Diarrhöen und Dysenterien, Koliken oft mit Erbrechen oder Abführen, und selbst bei andern Krankheiten als Complication häufig gastrische Beschwerden und Symptome, welche letztere man selbst mehr als sonst gewöhnlich bei chirurgischen Kranken und nach Operationen beobachtet haben will.

Das gegenwärtige Jahr zeigte sich schon im anfangenden Frühjahr dem allgemeinen Gesundheitszustand sehr feindlich; im März durch eine sehr allgemeine und bei vielen sehr hartnäckige, sich lang hinziehende catarrhalische Affection, eine Art von Influenza, die bei manchen bis zum Sommer fortdauerte; im Mai und Juni für diese Jahreszeit ungewöhnlich viele und zum Theil hartnäckige Wechselfieber mit häufigen Rückfällen; etwas später, gegen Ende Juni und anfangs Juli viele remittirende (sogenannte Gallen) Fieber, die gegen Ende Juli häufig in schwer nervöse Fieber übergingen, welche viele Kranke zu Grabe führten, häufige Koliken nach Indigestionen, und noch häufiger mit Abweichen; einzele Fälle von Brechruhr, welche anfangs mit schneller Genesung endeten. Solche leichte Fälle sporadischer Cholera waren in diesem Sommer gegen andere Jahre ungewöhnlich häufig. Vom 20. Aug. bis zu Anfang Sept. zeigten sich solche Cholera-Fälle von bedeutend grösserer Stärke und Heftigkeit und bei einigen wenigen Individuen mit schneller Tödtlichkeit von 6 — 8 Stunden, und jetzt die Krankheit in ihrer ganzen Stärke wenn gleich noch immer nur bei wenigen Individuen, 4 bis 6 täglich im Durchschnitt seit circa 8 Tagen.

Jedoch zeigt sich diese Krankheit in vielfältigen Schattirungen mit den mannigfaltigsten Erscheinungen, den verschiedensten Symptomen und in allen Gradationen, oft in wenigen Stunden mit dem Tode endend, bis zu jenen leichteren Fällen, welche nach mehreren Stunden von Erbrechen, Abführen, Krämpfen, Kälte und livide Farbe der Extremitäten, Durst, Schmerzen und Brennen im Magen und Unterleib, kleinem kaum fühlbarem Pulse, verlornem Turgor der Haut, entstelltem Gesichte, unter dem Gebrauch zweckmässiger Medicamente allmählig nachlassen und dann zuweilen als schleichendes Nervenfieber (oder die remittens with visceral congestions des Dr. *Armstrong*) oft ohne deutlich ausgesprochenes Fieber mit dem Gefühl grosser Schwäche und Reizbarkeit, abwechselnder Verstopfung und Diarrhoe, den Kranken nach mehreren Tagen wieder genesen lassen, oft in diesem Zustande noch später tödten.

Die heftigeren Grade zeigen alle Symptome und Erscheinungen, mit welchen uns diese Krankheit aus Indien, Persien, Russland, Polen, Ungarn geschildert und beschrieben wurde, nur dass nicht immer alle Symptome in dem einen oder dem andern Kranken beobachtet werden und wie schon gesagt die grösste Verschiedenheit, sowohl in Hinsicht der Heftigkeit, als so mancher anderer Erscheinungen Statt findet.

Seit einigen Tagen zeigt sich das Uebel in grösserer Heftigkeit, mit sehr schnellem Verlauf und grosser Bösartigkeit; nicht in grösserer Menge, aber solcher intensiver Stärke, dass die Zahl der Genesenen zu der Zahl der Erkrankten in einem schmerzlichen Verhältniss steht.

Wie schon oben erwähnt, entwickelte sich die Seuche hier allmählig unter unsern Augen; von einer Einschleppung durch Contagium ist kein Verdacht.

Die ersten schweren Fälle von Cholera ereigneten sich bei einzelen Menschen, in sehr verschiedenen, weit von einander gelegenen Vorstädten, unter Menschen, welche in keiner Verbindung unter einander standen; von Ansteckung durch die bisherigen Fälle ist kein Beispiel, obgleich sich viele Aerzte aus Wissbegierde zum Studium des schrecklichen Uebels häufig in die Hospital-Abtheilung begeben, wo diese Kranken bisher verpflegt wurden; eben so zeigen sich die Aerzte, Chirurgen und Krankenwärterinnen und das sonstige dort angestellte Personale gänzlich furchtlos, sie berühren die Kranken und die Todten ohne Scheu und häufig ohne Noth, wie ich mich noch vor einigen Tagen in dieser Abtheilung mit eigenen Augen überzeugte und so ist das Bestreben der Contagionisten, auf alle Art Furcht und Schrecken vor der Ansteckung dieser Krankheit zu verbreiten, an dem guten, geraden Sinn der Wiener grösstentheils gescheitert; wenigstens an jenen Menschen, welche mit solchen Kranken am meisten in Berührung kommen und deren furchtloses Betragen von der grössten Wichtigkeit ist.

Allerdings mag auch die Art der Entstehung des Uebels dazu viel mitgewirkt haben. Hier ist man im eigentlichen Sinne des Wortes den Tag und die Woche des Ausbruches der Seuche zu bestimmen nicht im Stande. Einzele Fälle von Cholera mit schneller Genesung (nach wenigen Stunden und gleichsam blosse Indigestion) kamen schon in der Mitte des Juli vor welche sich dann mehrend, später verschlimmernd es unmöglich machen, den eigentlichen Anfang der Seuche anzugeben. — Mit vollem Rechte wurden die erstern Krankheitsfälle dieser Art für sporadische und nicht ansteckende erklärt. Und da jetzt kein Unterschied bei dem epidemischen Auftreten des Uebels nachzuweisen möglich ist, wenn nicht ein höherer Grad der

Heftigkeit des Uebels, die aber wieder so mannigfaltig und in so grossen Abstufungen vorkommt, dass hier keine Unterschiedsgränze aufzufinden und anzugeben gelingen kann, auch selbst entfernt kein Verdacht einer Einschleppung vorzubringen war und von so vielen Menschen, welche mit diesen Kranken in Berührung waren, keine Ansteckung statt fand, und schon jetzt die Mehrzahl der hiesigen Aerzte, wie ich vor Monaten es vorhersagte, diese früher behauptete Ansteckung gleich Hexen- und Gespenster-Geschichtchen verlachen: so befinden sich jetzt unsere hiesigen Contagions-Advokaten der Cholera in grosser Verlegenheit. Und auch heute noch können wir mit der Hand auf dem Herzen und den Fingern auf dem Evangelium versichern: dass hier noch kein Fall der asiatischen contagiösen Cholera vorgekommen ist, obgleich von der Wiener miasmatischen mehrere sehr schwere und von schnellem Tode begleitete Fälle sich ereignet haben.

Mehr als diese Contagions-Schwärmereien dürften Sie vielleicht noch einige auf die Entstehung und allmählige Ausbildung dieses Uebels Bezug habende Verhältnisse interessiren. Was mir die diesjährige Luft- und Witterungs-Beschaffenheit bemerkenswerthes darbietet, waren viele kleine, schnell vorübergehende Gewitter, eine dicke, schwere, auch bei nicht hoher Temperatur, grosse Beklommenheit verursachende Luft, schon im August Morgens und Abends Nebel, zuweilen ein ganz eigenthümliches Gewölke, dichte, weisse, oft von starkem Lichtschein durchbrochene Wolken, wie es von den südlicheren Völkern, besonders in Italien vor Eintritt des Sirocco, beobachtet wird, die Sonne einige Tage in so mattem Glanze, dass man mit freiem unbewaffnetem Auge hineinsehen konnte, und in den letzten Tagen des Augusts und den ersten des Septembers eine nach Untergang der Sonne ungewöhnlich starke Abendröthe, welche viel länger als sonst und mit sehr starkem Lichtschein dauerte und die Aufmerksamkeit und Bewunderung vieler unserer hiesigen Bewohner erregte und öfters der Gegenstand der Unterhaltung auf den Spaziergängen war.

Nebst dem Gange und Charakter unserer diesjährigen gewöhnlichen Sommer- und Herbst-Krankheiten verdient noch Erwähnung die allgemeine ausserordentliche Reizbarkeit aller Kranken für abführende Mittel. Schon die leichtesten Abführungsmittel verursachen häufig eine übermässige und erschöpfende Diarrhoe, so dass wir hier mit diesen Mitteln nicht vorsichtig genug sein können. Gaben von einem und zwei Scrupel Senna verursachten schon bei Manchem 7 — 10 Stuhlentleerungen und 2 Unzen Aqua laxativa 20 — 30 Stühle mit grosser zurückbleibender Schwäche, wenn gleich abführende Mittel in jeder Hinsicht indicirt waren. Unsere remittirenden Fieber, welche sonst allgemein grösstentheils unter der Anwendung von auflösenden und gelind abführenden Mitteln glücklich bekämpft wurden, erfordern jetzt grösstentheils und schnell den Gebrauch tonischer Mittel, der China, des Chinins. Die Wechselfieber zeigen ebenfalls manche Anomalien, zuweilen ohne deutlich ausgesprochenen Frost bei Eintritt des Paroxysmus, kein oder nicht hinlänglicher Schweiss zu Ende desselben, unvollkommene Apyrexie, oft mehrere Stunden anhaltende Delirien u. dgl. und so eine nicht gehörige, normale Entwicklung unserer endemischen Krankheiten, in Folge einer schädlichen besonderen Luftconstitution, dadurch gesetzten krankhaften Nervenreiz, fehlerhafte Blutmischung, besonders

ders nicht gehörige Oxydation desselben, somit vorwaltende Venosität, Unterdrükkung der Nerventhätigkeit und Mangel an Reaction zur gehörigen Entwicklung dieser Krankheiten und des sie im normalen Verlauf begleitenden Fiebers; endlich ein von vielen kleinen Unpässlichkeiten begleitetes unbehagliches Gefühls eines nicht unbeträchtlichen Theils unserer hiesigen Bewohner.

Mir ist die Cholera in ihrer sporadischen, wie in ihrer epidemischen Erscheinung keine eigenthümliche selbstständige Krankheit, sondern blos eine besondere Krankheitsform, eine Larve unserer gewöhnlichen Sommer- und Herbstfieber, eine Remittens larvata, die man der seit Jahrhunderten beobachteten und anerkannten Intermittens larvata als höherer und heftiger abnormer Krankheitsgrad zur Seite stellen kann. Wo diese Sumpf- oder Sommer- und Herbstfieber ihren normalen Gang gehen, entsteht nie Cholera. Wo diese Entwicklung durch die Wirkung atmosphärischer Einflüsse auf den menschlichen Körper gehindert wird, entsteht diese maskirte Krankheitsform. Wo diese die Form der Krankheit bedingende Schädlichkeit in geringerem Grade der Heftigkeit vorhanden ist, wird sie sich bloss in einigen wenigen Individuen, und nur unter dem Zusammenfluss besonderer Schädlichkeiten als sporadische Krankheit entwickeln; da und dort, wo sie in grösserer Stärke und Concentration sich vorfindet, wird sie in Vielen gleichzeitig und in grösserer Heftigkeit, als Epidemie, beobachtet werden. — Von Contagion kann aber dort wie hier keine Rede sein, es widerspricht allen Principien der Pathologie, in einer Krankheit, welche sich gleich bei ihrem Entstehen und Ausbruch durch sehr unterdrückte, fast gelähmte Nerventhätigkeit und gänzlichen Mangel an Reaction auszeichnet, die Producirung und Entwicklung eines so heftigen und schnell wirkenden Stoffes, wie das von so Vielen gefürchtete, von Manchen behauptete Contagium annehmen zu wollen. Ohne erhöhte Reaction kann keine Production statt finden und am wenigsten die eines so heftig wirkenden Stoffes.

Was die Behauptung betrifft, dass solche ursprünglich nicht contagiöse Krankheiten im weiteren Verlaufe unter ungünstigen Umständen und Verhältnissen es werden können, so werde ich sie meiner vollen Ueberzeugung zufolge mein ganzes Leben bekämpfen und an meiner Aeusserung, welche ich darüber in meiner Abhandlung über das gelbe Fieber (pag. 50, deutsche Ausgabe) aufstellte, festhalten, die wohl viel bestritten aber nicht widerlegt wurde. Ursprünglich nicht contagiöse Krankheiten können nicht, wenn nicht durch Complication mit Contagien wirklich ansteckender Krankheiten oder durch die Entwicklung von human. effluvium, d. i. hoher Grad von Luftverderbniss durch Respiration und Exhalation zu vieler in verhältnissmässig zu engen Räumen lebender Menschen, und dadurch erzeugtem Typhus ansteckend werden. Dies erfolgt unter diesen Verhälnissen bei ganz Gesunden in Schiffen, Gefängnissen, Kasernen u. s. w. wie bei Kranken. — Unter solchen Umständen mögen zuweilen rheumatische, catarrhalische, arthritische, gastrische Fieber und andere Krankheiten durch Complication mit Typhusfieber ansteckend erscheinen, aber sie werden in den Angesteckten immer nur Typhusfieber, aber keine ansteckende rheumatische, catarrhalische, arthritische, gastrische Fieber erzeugen und verbreiten können, und folglich werden nicht erstere Krankheiten contagiös, sondern sie compliciren sich mit einer wirklich und ursprünglich contagiösen Krankheit. Der so gewöhnliche Einwurf der contagiösen Dysenterie, welche sich nicht selten durch Zutritt des Typhus-Contagiums aus der nicht ansteckenden biliösen entwickelt, ist ohne Grund, da hier die zu solchen Zeiten herrschenden Dysenterieen allgemein vorhandene Disposition für diese Krankheit zu berücksichtigen ist, durch welche der Typhus dann so wie bei stark eiternden Wunden eine Modification erleidet und hier als Typhus disentericus wie dort als Hospitalbrand auftritt.

Und sollte es nun auch möglich sein, dass sich die Cholera im dritten oder letzten Stadium mit Typhus complicire: denn in den beiden ersteren ist dies nicht möglich, da gänzlich unterdrückte und fast gelähmte Nerventhätigkeit nicht gleichzeitig mit starker Fieberexacerbation, wie es im Typhusfieber und den meisten, ja fast sämmtlichen contagiösen Krankheiten der Fall ist, bestehen kann, und der Mangel aller Reaction, wie in den ersten beiden Stadien der Cholera die Ausbildung eines contagiösen Fiebers unmöglich macht. Aber selbst zugestanden, dass die Cholera im letzten Stadium sich mit Typhus, Scharlach oder sonst einem Contagium compliciren könnte, was sich schwerlich je ereignen dürfte, wollte man dann diese Krankheits-Complication mit Absperrungen der Häuser, Militair-Cordonen, Quarantainen und Kontumazen bekämpfen? Warum sollten die sonst gewöhnlichen Sanitäts-Maassregeln gegen diese Krankheiten nicht auch hier genügen?! Und will man gegen solche in unserer Mitte ursprünglich entstehende Krankheiten solche harte Zwangsmaassregeln anwenden, warum geschah es bisher nicht gegen Typhus, Scharlach, Masern u. dgl.? Sind dies nicht auch lebensgefährliche, schnell tödtliche und oft grosse Verheerungen anrichtende Krankheiten?!

Die Frage, warum diese gewöhnlichen und alljährlich in so grosser Verbreitung über den ganzen Erdkreis vorkommenden Sumpf- oder Sommer- und Herbstfieber, bald als intermittirende, remittirende Fieber, als Ruhren u. s. w. auftreten, oder warum in früheren Jahrhunderten solche von Osten gegen Westen ziehende Epidemieen mit starker Sekretion des serösen Bestandtheiles des Blutes durch die Haut, als Schweissfieber, und jetzt diese enorme Sekretion im Digestionskanal, als Cholera, erscheinen; ferner welches das eigentlich schädliche Princip sei und woher es komme, und wie es entstehe, wollen wir Aerzte dann beantworten, wenn uns die Astronomen über die mögliche oder wirkliche gegenseitige Einwirkung der Weltkörper oder ihrer Atmosphären auf einander bei Annäherung oder Entfernung im unendlichen Universum gehörigen Aufschluss gegeben, oder die Physiker und Naturforscher über die imponderabeln Bestandtheile der Luft, die mannigfaltigen Strömungen derselben, dann die Gesetze der Electricität, über die Ursachen ihrer Anhäufung, Verminderung und so manche andere höchst wichtige Naturgesetze genau und genügend belehrt haben; bis dorthin soll man uns, oder doch wenigstens mich mit solchen Dingen verschonen.

Im Laufe dieses Sommers habe ich meine Ansichten über die Cholera niedergeschrieben und gedenke sie nach einiger Zeit durch den Druck bekannt zu machen. Ich ging bei Bearbeitung meines Gegenstandes von folgenden Grundsätzen aus:

Meine Ansichten über die Ursachen der Entstehung und der Natur der Krankheiten ergeben sich aus oben Gesagtem. In Hinsicht der Verbreitung dieses Uebels sind die Gesetze die aller übrigen Sumpffieber, doch mit Berücksichtigung jenes in der

Atmosphäre befindlichen, die Form oder die Larve der Krankheit bedingenden schädlichen Princips, daher ihre so häufige Erscheinung von jeher in den heissen sumpfigten Climaten, und in den gemässigten Weltgegenden vorzugsweise und in grösster Verbreitung im Spätsommer, Herbst und anfangendem Winter, wenn diese Disposition für Sumpfkrankheiten eines Theils am meisten und allgemeinsten ausgebildet und andern Theils durch Winterkälte und reine Luft noch nicht wieder erloschen ist. Daher dann diese Krankheitsform so häufig in tiefgelegenen, feuchten, sumpfigen, unreinlichen Orten, in unreinen Seehäfen und andern Orten beobachtet und angetroffen wird, wo diese faulen Exhalationen vorzugsweise vorhanden sind, diese mögen entstehen aus Sümpfen, Morästen, Schiffen, feuchten Kellern, Kloaken u. s. w.; dann in feuchten, schlecht gelegenen Wohnungen, in Cordonlinien u. dgl. Die Fortdauer der Krankheit im Winter ist in der noch fortdauernden Disposition der Sumpfluft begründet, welche in feuchten, schlechten Wohnungen durch die durch das Einheitzen derselben entwickelte faule Exhalationen an manchen Orten noch lange unterhalten wird, besonders in modernden, halbverfaulten hölzernen Gebäuden; so ehedem vor dem Brand von 1666 in London, noch jetzt in Constantinopel und der Türkei, in vielen Gegenden in Russland, z. B. Orenburg, wo die Krankheit im Winter von 1829 zu 1830 wieder ausbrach und wo nach dem Berichte des Dr. *Sokolow* fast alle Häuser aus moderndem Holzwerk bestehen und wo intermittirende Fieber und Viehseuchen, somit Anlage für Sumpffieber sehr häufig sind, eben so in Polen und manchen armen Gegenden Deutschlands und anderer Länder, wie wir dieses auch und nicht selten bei unsern endemischen Herbstepidemieen, den intermittirenden, remittirenden Fiebern, Ruhren u. s. w. sehen, welche sich zuweilen bis in den tiefen Winter und bis zum anfangenden Frühjahr hinziehen, wie es auch bei der Epidemie von 1826 in Holland und in einigen Gegenden von Norddeutschland und Dänemark der Fall war.

In Hinsicht des in der grossen Atmosphäre *) angenommenen, die Form der Krankheit bedingenden schädlichen Princips, können alle bisher dagegen vorgebrachten Einwendungen diese Theorie nicht entkräften, noch zweifelhaft machen, weder die Fortrükkung und Ausbreitung der Seuche in der entgegengesetzten Richtung der periodisch vorherrschenden Luftzüge oder Winde, noch die Entwicklung der Krankheit an verschiedenen, weit von einander entlegenen Orten, noch das Verschontbleiben anderer in der Nähe und mitten zwischen solchen von dem Uebel heimgesuchten Stellen, oder das Fortziehen desselben längs den Stromufern, Heer- und Karavanen-Strassen kann dagegen zeugen.

Wir kennen die Gesetze der Luftzüge der grossen Atmosphäre zu wenig, um darüber mit Gewissheit zu urtheilen, da eines Theils solche Luftströmungen oft auf schmale Strecken beschränkt wahrgenommen werden, z. B. sehen wir in Herbsttagen bei wolkigem Himmel zuweilen diese Wolken in verschiedenen Höhen in ganz verschiedener Richtung Stunden und Tage lang ziehen; und so wie wir hier diese entgegengesetzten Strömungen der Luft in horizontaler Richtung mit unseren Augen wahrnehmen können,

*) Grosse Atmosphäre im Gegensatz der unserem Erdboden zunächst umgebenden Luftschicht, welche so haufig durch faule Exhalationen verunreinigt, so oft nur in der direkten Richtung ihrer Strömung ihre schädliche Wirkung aussert.

nen, finden sie auch in perpendiculärer Richtung oft auf schmale Strecken beschränkt statt. So liegt auf dem offenen Meere zuweilen ein Schiff unter stundenlanger Windstille, während zu derselben Zeit in der Entfernung weniger Seemeilen andere mit vollen Seegeln hineilen. Oft sehen wir in waldigen Gegenden (und ich besinne mich sehr gut auf eine solche selbst beobachtete Stelle im Jahre 1817 in den Karpathen) einen Strich Wald entwurzelt und zerknickt von 60 — 80 Klaftern Breite, und diese Verwüstung über Berg und Thal in meilenlanger gerader Linie hinziehen, während zu beiden Seiten die Bäume unverletzt stehen; eben so oft an einem Orte oder Stelle mässig starken Wind und in geringer Entfernung zu derselben Zeit völlige Windstille, ohne dass letztere durch Gebirge oder andere Hindernisse bedingt wäre. Daraus erklärt sich das zuweilen in lang fortlaufenden Länderstrichen hinziehende Erscheinen solcher epidemischen Krankheiten; und eben so ihre zuweilen unterbrochene Erscheinung in verschiedenen Gegenden und das Verschontbleiben einzeler oder mehrerer mitten inne liegender Orte bei aller ungestörter Communication mit den von der Krankheit heimgesuchten Stellen, und zuweilen zufällig bei Absperrung, welche letztere sich wieder eben so häufig und noch viel öfter nutzlos zeigte.

Die Entwicklung der Krankheit in einer der herrschenden Luftzüge entgegengesetzten Richtung kann nichts gegen die Annahme eines in der grossen oder höheren Atmosphäre befindlichen und auf uns zu manchen Zeiten wirkenden schädlichen Princips beweisen, da die Luftströmungen aus den höheren Regionen zur Erde und ihre Gesetze uns gänzlich unbekannt sind, in sehr mannigfacher Richtung erfolgen können und überall dort, wo sie mit Sumpfluft oder mit solcher durch faule Ausdünstungen gesetzten Disposition zusammentreffen, solche Krankheiten und Krankheits-Anomalien erzeugen werden. Dann wissen wir ebenfalls nicht, wie lange ein solches in der Atmosphäre verbreitetes schädliches Agens auf uns wirken müsse, um jede Modification der Krankheitsanlage oder Disposition zu erzeugen, wie sie zur Ausbildung der Cholera nöthig ist.

Nicht minder seicht ist die Behauptung, dass das Hinziehen der Seuche längs Stromesufern und ihre erste Erscheinung an Handels- und Karavanenstrassen, in viel besuchten Seestädten und andern von vielen Fremden besuchten Orten die Verbreitung der Krankheit durch Contagion erweisen könne.

An grossen Strömen findet bei sonstiger Windstille immer eine Luftströmung in entgegengesetzter Richtung des fliessenden Wassers statt, die immer mit der Grösse des Stromes, der Schnelligkeit seines Laufes und der Beschaffenheit seiner Ufer im geraden Verhältnisse steht, durch welches leicht solche partielle Luftzuge können geleitet werden. Doch kommen hier auch die Menge der Bewohner, die öfteren Ueberschwemmungen, Unterhalt, Beschäftigung und andere Dinge in Betracht. Was die zuweilen erste Entwicklung der Krankheit an solchen von vielen Fremden besuchten Orten betrifft, so liegt sie ganz in der Natur der Sache. Aller Orten erkranken die neuangekommenen Fremden in Folge der Lokal- und epidemischen Schädlichkeiten zuerst und vorzugsweise und nothwendig muss der in solchen Verhältnissen ruhig und gleichförmig fortlebende Einwohner länger als der neuangekommene Fremde solchen Einflüssen widerstehen, versteht sich unter übrigens gleichen Umständen. Abgesehen von der Ermüdung, den Entbehrungen, den mannigfaltigen Gelegenheiten zu Unmässigkeiten nach erduldeten Entbehrungen und andern Unbequemlichkeiten der Reisenden, sehen wir aller Orten den mächtigen Einfluss des Luftwechsels, und die Erfahrungen von Jahrhunderten zeugen laut, dass aller Orten, besonders aber in ungesunden Orten, die neuangekommenen Fremden am häufigsten und zuerst von solchen epidemischen und endemischen Krankheiten ergriffen werden.

Dass dann die Nachricht von dem wirklichen Ausbruch einer so sehr gefürchteten Krankheit, bei der durch alle mögliche Mittel gesteigerten Furcht vor Ansteckung des Uebels, heftig auf die Gemüther und dieses auf den Körper aller zurückwirkt, und nun bei Hunderten und Tausenden diese allgemein vorhandene Disposition zum wirklichen Ausbruch bringt und aufs Krankenlager wirft, welche ohne diese Furcht der Krankheit und dem Tode entgangen wären; sind eben so natürliche als nothwendige Ereignisse, die sich nicht nur in dieser, sondern auch in so vielen andern Krankheiten mit immer unveränderter Beständigkeit erproben.

Bei Widerlegung der Contagiosität der Cholera befolge ich folgenden Weg:

1. Geschichtliche Forschung und Nachweisung, dass sich diese Krankheit nie als contagiös bewährte.

2. Medizinisch wissenschaftliche Gründe und besonders den Umstand, dass es den Principien der Heilkunde widerstreite, die Bildung und Erzeugung eines solchen Stoffes in einer Krankheit annehmen zu wollen, welche sich bei ihrem Ausbruch und schon durch die ersten Symptome durch unterdrückte und fast gelähmte Nerventhätigkeit und Mangel aller Reaction ausgezeichnet und Nachweisung des grossen Unterschiedes zwischen wirklich contagiösen Krankhei-

ten und der Cholera, durch Gegenüberstellung ihrer wesentlichsten Verschiedenheiten.

3. Thatsachen und Erfahrungen aus dem Grossen und Allgemeinen der Epidemieen dieser Seuche in ganzen Ländern und Reihefolgen von Jahren entnommen ohne Rücksicht auf einzele Individuen.

4. Aufklärung und Würdigung vieler bekannt gewordener Beobachtungen und Erfahrungen an einzelen Menschen und Orten, welche vermeintlich die contagiöse Natur der Cholera erweisen sollten.

5. Endlich andere gleichzeitige Ereignisse, welche den kräftigen epidemischen Einfluss in Erzeugung dieses Uebels beweisen können, als die fast allgemeine Unpässlichkeit fast sämmtlicher Einwohner an solchen von der Cholera ergriffenen Orten und zuweilen die gleichzeitigen Seuchen der Hausthiere. —

Die Verwahrungsmittel stützen sich auf die Entstehungsursachen dieses Uebels, mit Bestreitung des Nutzens der bisher dagegen angewandten in so mancher Hinsicht harten und schädlichen Zwangsmaassregeln.

Was uns hier zum Troste gereichen muss, ist, dass diese die Form und Bösartigkeit der Cholera bedingende schädliche Luftconstitution für sich ohne diese Disposition für Sumpfieber, dieses Uebel nicht erzeugen kann; und in wie fern wir jene, die Disposition für Sumpffieber verhüten, auch diese, die Cholera, sicher von uns abhalten. Obgleich dieses in der Atmosphäre befindliche und auf uns wirkende Princip in Modificirung von Krankheitsanlagen überhaupt und vielleicht selbst in Hinsicht der Ausbildung solcher Krankheitsanlagen sehr wirksam ist, wie es die catarrhalische Epidemie im verflossenen Frühjahr, die spätern schweren Epidemieen von Wechsel-, Gallen-, Nervenfiebern in der sonst ungewöhnlichen Jahreszeit des Mai und Juni, die Menge der anfänglich leichteren Brechruhrfälle in der heissen Jahreszeit und die nachherige epidemische Erscheinung derselben an so vielen Orten unseres Welttheiles in ihrer ganzen Stärke, zweifellos bewähren. Dann, dass solche Seuchen in gut angebauten, wohl cultivirten Ländern, besonders gemässigter Climate, nie zu einer solchen Ausbreitung und Verheerung gelangen werden, wenn nicht unter dem Zusammenfluss ganz besonders ungünstiger Verhältnisse.

Wer mit vorurtheilsfreiem Geiste und ruhigem Gemüthe die die Cholera begleitenden Umstände und Ereignisse prüft, kann an eine Ansteckungsfähigkeit dieses Uebels nicht glauben und muss nothwendig zu der vollsten Gewissheit ihrer bloss epidemisch-miasmatischen Entstehung und Ausbreitung geführt werden.

Selbst in dem Lande ihrer angeblichen ursprünglichen Entstehung, wo sie wohl seit Jahrtausenden dem Clima und den topographischen Verhältnissen zufolge, als Epidemie häufig vorkommt *), wo sie in ihrer furchtbarsten Heftigkeit wüthete, zeigte sie sich nie contagiös, wie es alle spätern Berichte der englischen Aerzte dieses Landes beweisen. Bloss in den ersteren Jehren nach ihrem so heftigen Wiedererscheinen in dem Jahre 1817, konnte der Gesundheitsrath in Madras', von Schrecken erfüllt, einen Augenblick zweifelhaft sein. Die späteren Berichte des Medizinalrathes in Calcutta und fast aller dortigen wissenschaftlich gebildeten Aerzte sprechen ihre Ueberzeugung der Nichtansteckungfähigkeit der Cholera mit Bestimmtheit aus.

---

*) Schon *Delton*, *Linné*, *Sonnerat* erwähnen Epidemieen dieser Krankheit in Ostindien, *Scloane Pringle* und andere dieses Uebel als nicht selten in den Antillen.

Wäre in einem so ungesunden Clima eine so weit verbreitete und so heftige Seuche contagiös gewesen, so würde bei ihrer langen Dauer *) kein menschliches Wesen ihr dort entgangen sein. Wo die Krankheit immer in epidemischer Verbreitung vorkam, glaubt die Masse des Volkes nicht mehr an ihre ansteckende Eigenschaft; Orenburg, Astrachan, Moskau, St. Petersburg, Danzig und schon jetzt nach kaum erfolgtem Ausbruch der einsichtsvollere Theil der Bewohner Wiens.

Bei der grossen Neigung des Volkes für Furcht können solche Resultate nur aus der vollständigsten Ueberzeugung durch vielfältige Beobachtungen hervorgehen.

Nie ist ein einziger unzweifelhafter und wohlbewährter Fall einer wirklichen Ansteckung nachgewiesen worden; bloss gleichzeitige Ereignisse, deren gegenseitige Abhängigkeit von einander man zu zeigen sich oft bemühte, doch für hellsehende immer vergebens. Alle diese Thatsachen und Geschichtchen mögen sich ereignet haben, aber ihre Erklärung durch Ansteckung ist erzwungen und falsch. Alle bisher angewandten harten und kostspieligen Cordone, Contumazen und Quarantainen waren nicht vermögend, die Seuche in ihrem Gange aufzuhalten, während so viele Orte bei aller Gemeinschaft und freien Communication mit solchen Kranken und von der Krankheit ergriffenen Orte, von dem Uebel verschont blie-

*) Als grosse, weit verbreitete und mit schrecklicher Sterblichkeit begleitete Epidemie, mit kleiner Unterbrechung seit vollen 60 Jahren; schon im Jahre 1770 sollen einige Millionen Menschen ein Opfer dieser Seuche geworden sein. Vide *Schnurrer* Kronik der Seuchen 2. B. p. 352 und von dieser Zeit bis jetzt setzte sie ihre Verheerungen mit kleinen Unterbrechungen fort.

ben, und die, welche solche Kranke pflegten und warteten, sie von dem ersten Augenblick ihres Erkrankens bis zum letzten Athemzug nicht verliessen, meistens gesund blieben, während andere, welche mit solchen Kranken weder direkt noch indirekt in der geringsten Berührung waren, zu Hunderten und Tausenden durch oben erwähnte allgemeine epidemische Schädlichkeiten, Lebens- und Diätfehler, schädliche sogenannte Präservativmittel und Furcht sich dies Uebel zuzogen und vor der Zeit zu Grabe gingen. Die Aerzte und das sonstige Personale der Cholera-Hospitäler blieben Anfangs mit kleiner Ausnahme von der Krankheit verschont, so lange Furcht vor Ansteckungsgefahr nicht Statt fand, und erst als man diese durch alle mögliche Mittel zu erzeugen und zu vermehren suchte, wurden manche durch dieses Uebel eine Beute des Todes, was um so weniger für Ansteckung zeugen kann, da ja auch diese Menschen unter dem allgemeinen epidemischen Einfluss leben, und die furchtlose Behandlung und Pflegung solcher Kranken ihnen das Uebel nicht zuziehen, sie auch vor dem epidemischen Einfluss nicht schützen kann. Dies um so mehr, wenn grosse Anstrengungen, Ermüdungen, häufige nächtliche Krankenbesuche und andere Beschwerlichkeiten zur Zeit solcher herrschenden bösartigen Epidemieen auf sie ein- und mitwirken.

Die Nachtheile und Leiden, die aus solchen Irrthümern hervorgehen, sind unermesslich, da diese zwecklosen Massregeln, diese so höchst schädlichen Sanitäts-Cordone, Contumazen und Quarantainen gegen rein epidemisch nicht ansteckende Krankheiten nicht nur die Furcht vor der Krankheit und dadurch die Krankheit selbst vermehren und verschlimmern, alle bürgerlichen Verhältnisse stören, alle Industrie niederdrücken, durch Stillstand der Fabriken Tausende brodlos machen, dadurch gute Sitten und Moral untergraben und vernichten, und, was so schmerzlich ist, Tausende unserer braven Krieger durch Campiren in der ungesunden Jahreszeit, im freien Felde im Cordondienst nutz- und zwecklos vor der Zeit zu Grabe führen.

Doch nicht die Regierungen will ich diesfalls so laut anklagen, deren oberster Zweck und Absicht gut ist, indem sie sich die kostspieligen und schmerzlichen Vorkehrungen und harten Zwangsmassregeln gefallen lassen, weil sie dieselben aus Täuschung und Irrthum zur Erhaltung des allgemeinen Gesundheitswohles für nöthig erachten; aber jene Männer bedaure und beklage ich, welche aus eigner Zaghaftigkeit und übertriebener Furcht dazu anrathen.

Die Regierungen tadle ich jedoch, dass sie ohne Beweise und Ueberzeugung die Seuche bestimmt für ansteckend erklärten und so Befangenheit des Urtheils jener Männer herbeiführten, welche vermöge ihrer Studien, Erfahrungen und gründlichen Forschung sie hätten belehren sollen. Sobald Regierungen in zweifelhaften Fällen, und besonders bei wissenschaftlichen Gegenständen, sich für eine Meinung fest und bestimmt erklären, setzen sie den ferneren Forschungen und der gründlichen Erörterung der Wahrheit mächtige Schranken, da die Mehrzahl dann bei den grösseren Hülfsmitteln und vielfältigen Berichten, die diesen, den Regierungen, von allen Seiten zu Gebote stehen, die eigene bessere Ansicht in solchen rein wissenschaftlichen für Regierungen abstracten Dingen, diesen nachsetzen, und oft sich selbst misstrauend, entweder der höheren Orts geäusserten Meinung sich blindlings unterwerfen, oder gar aus unwürdigen Absichten, selbst gegen die bessere Ueberzeugung, dieser beipflichten und schmeicheln.

Die verschiedenen Regierungen Europens konnten immerhin, bei Meinungs-Verschiedenheit der Aerzte und nicht völliger Gewissheit der Nichtcontagiosität der Krankheit, bis zur gehörigen Aufklärung der Sache, die ihrer Sorgfalt entsprechenden Massregeln verordnen, den Zweifel selbst hingegen der fernern Forschung und Untersuchung der Sachverständigen empfehlen, dann würden sie nicht mit so viel übertriebenen, zum Theil entstellten Berichten, falschen Erklärungen einfacher Thatsachen, blos gleichzeitiger, unrichtig beurtheilter Ereignisse, getäuscht, und längst zur klaren Erkenntniss der Wahrheit geführt worden sein.

Schon viel zu lange währen diese schädlichen Cordons- und Contumaz Anstalten gegen diese rein epidemisch-miasmatische, nicht, nie und nirgends contagiöse Krankheit. Es ist hohe Zeit, sie aufzuheben, Tausende brave Militärs müssen nothwendig durch das Campiren in den Herbstmonaten das Opfer werden, wenn nicht durch die Cholera, durch die in allen Militär-Feldlagern zur Herbstzeit herrschenden, und durch feuchte Kälte und andere nachtheilige Verhältnisse unabwendbare Krankheiten und Sterblichkeit. Viele Reisende müssen in so manchen elenden Contumaz-Anstalten ein Opfer von Krankheiten und der Raub des Todes werden, während alle übrigen Bewohner solcher Länder direct oder indirect, mehr oder weniger durch diese lächerlichen zwecklosen Anstalten leiden und dem Aerarium durch die damit verknüpften Ausgaben ungeheuere Kosten verursacht werden.

Sie, der so oft der Retter der leidenden Kranken und verwundeten Militärs der Königl. Preussischen Monarchie waren, den so ausgezeichnete Talente und Verdienste auf eine so hohe Stufe erhoben, werden Sie auch jetzt der Erretter von Tausenden achtbaren Landesvertheidigern Deutschlands, die nothwendig und nutzlos zu Grunde gehen, wenn diese Contumazen und Cordone gegen die Cholera bis zum Spätherbst und anfangenden Winter aufrecht erhalten werden. Erheben Sie Ihre einflussreiche Stimme für die leidende Menschheit, die man gerade durch jene Mittel drückt, wodurch man sie fälschlich zu bewahren und zu erhalten wähnte.

Was immer Ihre frühere, mir unbekannte Ansicht über diesen Gegenstand war, so kann doch jetzt das Wahre der Sache einem Geiste, wie der Ihrige, nicht länger zweifelhaft sein, und hartnäckige Vertheidigung einer früheren irrigen Meinung, wenn dies bei Ihnen der Fall war, traue ich Ihnen nicht zu, dafür bürgt mir Ihre bekannte Humanität und Liebe für Wissenschaft. Möchten sich in Deutschland bald recht viele Männer in dem Charakter des durch Freimüthigkeit unsterblichen Dr. *Kush* in Philadelphia zeigen, der, nachdem er Jahre lang der Vertheidiger der Contagiosität des gelben Fiebers war, kurz vor seinem Tode seine irrige Ansicht öffentlich widerrief und bekannt machte, wie er irre geleitet wurde, und wer und wie man ihn in seinem Irrthum bestärkt hatte. Er erwarb sich so die Verehrung und Bewunderung für Jahrhunderte nicht nur aller seiner Landsleute, sondern aller einsichtsvollen Männer, welche über diesen Gegenstand sich gründlich zu belehren Gelegenheit hatten.

Werden Sie, Herr Geheimerrath, der Wohlthäter von Tausenden, welche, wenn diese Cordone, Contumazen und Quarantainen und engen Einsperrungen der Häuser und Orte bis zum Winter fortdauern, nothwendig und nutzlos als Opfer fallen müssen. Der Dank der Erhaltenen und Geretteten schwebe Jahre lang glückwünschend über den Häuptern Ihrer Kinder!!

Mir blutet das Herz bei dem Unglück und der Brodlosigkeit so vieler Tausenden, welche durch den gehemmten Verkehr und den Stillstand der Fabriken mit Mangel und Elend kämpfen, dann so vieler von Furcht und Angst für sich und um die Ihrigen gequälten Menschen; vor allem das Militair, welches man zu Tausenden durch das Campiren zum Theil in freiem Felde im Cordondienste so zwecklos opfert, so wie die grosse Menge, welche in Folge dieser immer unterhaltenen Furcht vor vermeinter Anstekkungsgefahr gerade hiedurch so häufig erkrankt, und zu Tausenden eine Beute des frühzeitigen Todes wird, während auf der andern Seite durch Mangel und Elend der ärmern Volksklasse man dem Uebel immer neue Nahrung streut.

Möge es Ihnen gefallen, sich bei Ihrer Regierung in diesem Sinne zu verwenden, und es Ihnen gelingen, der Wahrheit Eingang zu verschaffen, um die Aufhebung und Wiederrufung von Anstalten und Verordnungen zu erzwecken, die für Alle nachtheilig, für Viele verderblich sein müssen.

Nachschrift. Bei der seit einigen Tagen eingetretenen regnigten kühlen Witterung, + 6 Grad Reaumur des Morgens und Abends, hat die Krankheit nicht nur nicht zu, sondern eher abgenommen. Diese Zahl, in den ersteren Tagen dieses Monats, 6 bis 8 des Tags (so genaue Angaben sind mir nicht möglich, da die Regierung bisher nichts darüber bekannt machte) waren am 10ten, 11ten höchstens 1 — 2, die in's Cholera-Hospital überbracht wurden, und da die meisten durch anfängliche Vernachlässigung des Uebels, erst sterbend im Hospital ankamen, so wurden sie auch unter dieser Rubrik in die Todtenliste eingetragen.

Als charakteristisch dieser Krankheit muss ich Ihnen noch folgendes bemerken: Bei vielen an dem höheren und heftigeren Grade der Cholera Verstorbenen, bemerkte man bis zu einer halben Stunde nach dem Tode, zuweilen heftige Convulsionen des ganzen Körpers und oft eine Bewegung der ausgestreckten Finger, einigemal bloss der Muskeln an der obern Stelle der Brust und der Gegend des Magens. Das Spiel der Finger nach dem Tode endete immer mit Einziehung derselben in die Handfläche in Form einer nicht festgeschlossenen, geballten Faust mit ausgestrecktem Daumen. Bringt man die Finger mit Mühe und Kraft in eine ausgestreckte Stellung, so kehren sie mit Nachlass der letzteren schnell und mit Gewalt in ihre frühere gebeugte Stellung zurück.

In einer Krankheit, wo der Tod nicht durch Zerstörung irgend eines edlen Organs, sondern durch Lähmung und Erschöpfung der Nervenkraft herbeigeführt wird, ist die Gefahr des lebendig Begrabens sehr gross, wenn man sich durch die vermeinte Gefahr der Ansteckung verleiten lässt, solche Leichen schnell zu beerdigen, im scheusslichen Wahn, dass noch die Leichen anstecken könnten.

Erlauben Sie mir, hochgeehrtester Herr Geheimrath, die Betrachtung dieses Schrecken und Entsetzen erregenden Umstandes durch Sie und Ihren Einfluss, Ihrer und andern Regierungen recht kräftig zu empfehlen. Ich fordere Sie im Namen der tief gekränkten und so sehr bedrohten Menschheit auf; ich beschwöre Sie bei allem, was Ihnen lieb und heilig ist, auf alle mögliche Art und Weise auf diese Gefahr des lebendig Begrabens solcher unglücklichen Opfer aufmerksam zu machen, besonders in kleinen Orten und auf dem Lande, wo meistens die hier so ungegründete Furcht am grössten ist, und in recht eindringender Sprache diesen Gegenstand der allgemeinen Aufmerksamkeit zu empfehlen, sei es durch Ihre viel gelesene Zeitschrift, oder durch irgend ein anderes Mittel.

Die Aufmerksamkeit der hiesigen Regierung soll durch einige Ereignisse in Polen und Ungarn bereits auf diesen Gegenstand geleitet worden sein.

J. A. von Reider.

Bemerkung des Herausgebers.

Der verdienstvolle und vielerfahrene Verfasser hat in dem vorstehenden Aufsatze ganz die Ueberzeugung des Unterzeichneten ausgesprochen, wenn derselbe der Verbreitung der Cholera dieselben allgemeinen medicinisch-polizeilichen Maassregeln entgegen zu stellen räth, welche wir beim Typhus contagiosus anordnen *). Aus eben diesem Grunde sollten aber auch nach meinem Dafürhalten, bei beiden Seuchen Absonderungen der Kranken, angemessene Isolirungen einzeler Zimmer, einzeler Häuser oder sehr infizirter Ortschaften, ferner Desinfectionen der Locale und der bei Kranken gebrauchten Gegenstände, so wie zweckmässige Grenz-Sanitäts-Einrichtungen gegen verdächtige Länder nicht unbedingt verabsäumt werden. Schon in meinem unterm 11. Decbr. 1830 abgestatteten Gutachten **), zu einer Zeit, als die Cholera in Moscau ausgebrochen, noch sehr entfernt von den Preussischen Grenzen war, und als ich dieselbe noch nicht, wie jetzt, aus eigener Erfahrung kennen gelernt hatte, schon damals bemerkte ich, dass eigentliche Pestsperren nur dann eintreten dürften ***), wenn spätere Erfahrungen das bis dahin bloss präsumirte Contagium als ein wirklich pestartiges erkennen liessen. Dass nun letzteres bei der Cholera nicht der Fall sei, ist bald nach jener Zeit, in Russland wie in Polen, zur Evidenz nachgewiesen, und ich kann daher meine frühere Ansicht, dass Schutzmaassregeln gegen die Cholera nicht wie gegen die Pest anzuordnen sind, einerseits eben so wenig verlassen, wie ich andererseits zufolge der in den Jahren 1813 — 1815 bei Typhus-Epidemieen gemachten Erfahrungen, Hinsichts der jetzigen Seuche angemessene medicinisch-polizeiliche Vorkehrungen da überall für erspriesslich erklären muss, wo die Krankheit ihre höheren Evolutions-Stufen erreicht hat ****). Diese können übrigens, so

*) S. p. 506 und 507 dieses Journals.

**) S. *Searle* über die Cholera, herausg. von *v. Gräfe.* p. 124.

***) Ibid. p. 129.

****) Ibid. p. XII.

weit sie wahrhaft erspriesslich sind, auf ganz gewöhnlichem Wege, ohne bedeutende, oft ungemein drückende Belästigungen und Beängstigungen der Volksmasse, und ohne erheblichen Kostenaufwand leicht ausgeführt werden. Einen sprechenden Beweis hiervon gaben jene medicinisch-polizeilichen Vorkehrungen, welche ich während und unmittelbar nach der Belagerung Torgaus in den Jahren 1813 und 1814 traf, denen wir das baldige Erlöschen einer Epidemie, die in wenigen Monaten über 30,000 Menschen getödtet hatte, verdankten, und durch welche das Belagerungs-Corps, so wie später die eingerückte Preussische Besatzung, vollkommen gegen die Seuche geschützt blieben. Dabei ist ausserdem noch zu erwägen, dass nach zahllosen in Russland, Polen, im östlichen Preussen, wie jetzt auch zu Berlin bezüglich der Cholera gemachten Erfahrungen, das Typhus-Contagium weit giftiger als das, sich hier und da entwickelnde Cholera-Contagium ist. In den angeführten Kriegsjahren musste ich in Berlin das, anjetzt für das zweite Garde-Regiment zu Fuss bestimmte Lazarethgebäude zu einem besonderen Krankenhause für Aerzte und Chirurgen einrichten. Dasselbe war namentlich von jüngeren Individuen, die sich unerachtet aller Vorsicht, doch durch Pflege der Kranken grösstentheils ansteckten, fast beständig gefüllt. Beinahe kein Sanitätsbeamte blieb von jener Seuche auf die Länge verschont, und in kurzer Zeit verloren wir selbst von den älteren mehrere der ausgezeichnetsten, von welchen ich nur *Reil*, *Grappengiesser*, *Bock* zu nennen brauche. Wie überaus wenige Aerzte haben sich dagegen bei Cholerakranken angesteckt? Die Beispiele sind so überaus selten, dass die einzelen Individuen füglich eben so gut die Cholera auch fern von aller Gemeinschaft mit Kranken bekommen haben würden.

Da wir nun die unläugbar mögliche Ansteckung bei der indischen Seuche nicht einmal so hoch wie beim bösartigen Typhus anschlagen dürfen, so sind auch bei derselben überhaupt, und namentlich da wo einzele Foci contagionis bemerkbar werden, höchstens dieselben Schutzvorkehrungen erforderlich, welche sich gegen den ansteckenden Typhus bewährten, und deren nähere

Ausführungsweise, in einem äusserst wichtigen Falle, durch *Richter's* gehaltreiche Schrift (die Beschreibung der Epidemie zu Torgau Berlin 1814.) zur öffentlichen Kenntniss gebracht ist.

Besonders haben wir dem Herrn Dr. *v. Reider* auch dafür zu danken, dass derselbe auf die bei der fraglichen Seuche vorkommenden Erscheinungen eigenthümlicher krampfhafter Bewegungen der Scheinleichen aufmerksam macht, um gegen das Lebendigbegraben zu warnen. Auch in Berlin sind sie beobachtet worden und Herr Stabsarzt Dr. *Bahn*, Dirigent eines der Choleralazarethe, in welches die ersten und schwersten Kranken gebracht wurden, hat sie noch eine Stunde, nachdem alle Zeichen des Lebens völlig entschwunden waren, plötzlich eintreten sehen. Ein noch merklich späteres Vorkommen desselben Phänomens versicherte mich Hr. Regimentsarzt Dr. *Sinogowitz* vielfach zu Danzig wahrgenommen zu haben. Man hat sich demnach nicht nur mit dem zu frühen Begraben, sondern auch mit dem zu frühen Seciren in Acht zu nehmen, um in letzterer Beziehung nicht des berühmten *Vesalius* Schicksal zu theilen, und statt einer Leiche einen Scheintodten zu öffnen.

Berlin, den 3ten October 1831.

v. Gräfe.

Ein altes Mittel gegen die Cholera.

Ein geehrtes Mitglied der Königl. Schwedischen Gesandtschaft am Berliner Hofe hatte die Güte, die so eben in alten Archiven aufgefundene Vorschrift zu dem fraglichen Mittel, dessen man sich zufolge jener Nachrichten bei der im Jahre 1567 ausgebrochenen Cholera mit grossem Nutzen bediente, der Redaction mitzutheilen. Merkwürdig ist es, dass wir drei auch jetzt gerühmte Arzneien, das Ol. menthae, Ol. cajeput. und die Krähenaugen in demselben vereint finden. Der Homöopath würde, wäre ihm die Dosis nicht zu gross, gewiss auch die Digitalis purp. in jener Zusammensetzung loben, da sie die Hauptsymptome der Cholera, Schwindel und Brechen hervorruft.

℞. Cerae flavae ℥jj. Nuc. vomic. pulv. Nr. vj. Folior. digital. ʒj. Olei menth. gutt. 100. Olei cajeput. gutt. 70. m. f. l. a. pil. pond. gr.jj. consp. Pulv. Cort. peruv. Fol. menth. crisp. et Amyl. āā. D. S. Den Tag hindurch alle 4 Stunden 4 Pillen zu nehmen.

Vorgeschlagene Heilmittel gegen die Cholera. Vom Herrn Dr. Düsterberg, pract. Arzte zu Warburg.

So lange eine allgemeine als ausreichend anerkannte Heilmethode der Cholera noch nicht vorhanden ist, ist es Pflicht der Aerzte, solche Mittel, denen analoge Kräfte gegen jene mörderische Krankheit zugeschrieben werden können, zu versuchen.

In dieser Hinsicht möchte der äussere Gebrauch des Tabacks, welcher mächtige Heilwirkungen bei nervösen Affectionen des Darmkanals und bei Leiden des Gangliensystems besitzt, zu nennen sein. Ich habe mich eines Infusi der schwarzen Tabacksblätter bei der hier in den Sommermonaten häufig vorkommenden sporadischen Cholera, beim Typhus mit schwerem Erbrechen &c., wo alle innere Mittel wieder ausgebrochen wurden, als Umschlag auf die Magengegend, mit grossem Nutzen bedient.

Bei dieser Gelegenheit erwähne ich auch des Sublimats, von welchem ich mir sehr viel bei der Cholera verspreche. Er hebt die Unthätigkeit der Haut als kräftiges Diaphoreticum, und determinirt vom Centro aus die Lebenskräfte nach der Peripherie. Am kräftigsten würde er als Solution in Naphtha, vielleicht in Verbindung mit Camphor zu geben sein.

Berlin, gedruckt bei C. F. Müller.

MIX
Papier | Fördert gute Waldnutzung
FSC® C083411

Zeitfracht Medien GmbH
Ferdinand-Jühlke-Straße 7
99095 Erfurt, Deutschland
produktsicherheit@kolibri360.de